DE

L'ADÉNITE SYPHILITIQUE

DU DIAGNOSTIC

ET

DU TRAITEMENT

Par J. JOLICLERE

Docteur en médecine de la Faculté de Paris,
Ex-médecin aide-major des hôpitaux militaires

Prix : 1 fr. 50

PARIS

LIBRAIRIE ADRIEN DELAHAYE

PLACE DE L'ÉCOLE-DE-MÉDECINE

1862

DE

L'ADÉNITE SYPHILITIQUE

DU DIAGNOSTIC ET DU TRAITEMENT

Paris. — Imprimerie de L. MARTINET, rue Mignon, 2.

DE

L'ADÉNITE SYPHILITIQUE

DU DIAGNOSTIC

ET

DU TRAITEMENT

Par J. JOLICLERE

Docteur en médecine de la Faculté de Paris,
Ex-médecin aide-major des hôpitaux militaires

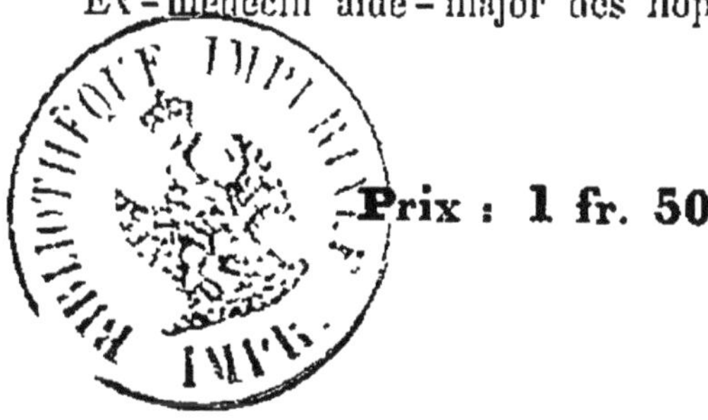

Prix : 1 fr. 50

PARIS

LIBRAIRIE ADRIEN DELAHAYE

PLACE DE L'ÉCOLE-DE-MÉDECINE

1862

DE

L'ADÉNITE SYPHILITIQUE

DU DIAGNOSTIC ET DU TRAITEMENT

De tous les accidents primaires ou secondaires de la syphilis, le plus importun, sans nul doute, est le *bubon de l'aine*, ou *adénite inguinale*.

En effet, il y a dans ce cas, pour le malade, impossibilité de marcher. Le séjour forcé au lit est souvent très prolongé, et, lorsque l'adénite est suppurée, on peut porter à deux et même à trois mois le temps de la station horizontale. J'ai vu au Val-de-Grâce un artilleur qui depuis cinq mois n'avait pu quitter son lit par suite d'un décollement qui se prolongeait jusqu'au milieu de la cuisse.

Élève des hôpitaux militaires dès l'âge de dix-huit ans, attaché pres-

que toujours au service des véné-
riens, j'ai pendant dix années pris
des observations relatives aux affec-
tions syphilitiques.

Plus tard, chargé moi-même d'un
service spécial, j'ai pu apprécier les
différentes méthodes suivies pour le
traitement des adénites, et les résultats
obtenus. Les idées que j'émets au-
jourd'hui sont donc basées sur une
assez longue pratique, et les observations que je citerai viendront toujours
à l'appui. Cette monographie n'ayant
pour but que d'examiner les différents

traitements employés jusqu'à ce jour dans les adénites syphilitiques, pour en conclure à un spécial dont j'ai éprouvé l'efficacité, je n'entrerai pas dans de grands détails pathologiques. Cependant, une première question se présente tout d'abord, et je vais essayer de la résoudre, car elle est, dans le cas actuel, d'une importance majeure. Quels sont les signes auxquels on reconnaît qu'une adénite est syphilitique ?

D'après plusieurs auteurs, le *bubon*, constituant un accident secondaire, n'arriverait qu'à la suite d'un ou de plusieurs chancres, dont l'apparition serait un signe certain de l'infection syphilitique. Il n'en est pas toujours ainsi.

J'ai vu plusieurs fois, à l'hôpital militaire de Lille et au Val-de-Grâce, des malades chez lesquels les bubons s'étaient déclarés spontanément, sans qu'il fût possible de retrouver la moindre trace de chancres antérieurs, ou même que le malade se rappelât d'en avoir eu.

J'ai fait dans ce cas une observation dont tous les praticiens pourront constater la réalité : c'est que, s'il y a syphilis, le *bubon* présente dès le troisième ou quatrième jour de l'invasion une *couleur caractéristique, d'un rouge violacé*, que n'offre jamais l'adénite simple.

J'ai eu maintes fois l'occasion de remarquer ce caractère spécial de l'*adénite syphilitique*, et je puis en donner le type.

Chez certains individus, cette coloration se prononce au point d'être complétement *violette*.

Chez les individus d'un tempérament lymphatique, le bubon peut, il est vrai, se produire dans des conditions particulières, à savoir : à la suite d'exercices violents, ou d'une marche prolongée; mais, dans ce cas, la coloration est nulle, et quelques cataplasmes émollients suffisent pour amener une prompte rémission.

Le *bubon* n'est pas toujours localisé dans l'aine. La théorie de M. le docteur Jourdan est, à mon avis, des plus rationnelles.

« Les *bubons*, dit-il, peuvent se dé-

» velopper dans toutes les régions du
» corps pourvus de glandes lympha-
» tiques auxquelles aboutissent les
» vaisseaux du même ordre, nés de
» parties qui sont le siége de phleg-
» masies, d'ulcérations, ou d'excrois-
» sances vénériennes ; en un mot,
» de quelques-uns des phénomènes
» pathologiques par lesquels s'annonce
» l'irritation de ces parties développées
» médiatement ou immédiatement à
» la suite du coït. »

Quant à moi, j'ai eu occasion d'ob-
server des bubons à la mâchoire infé-

rieure, au cou, à l'aisselle, et jusque dans le creux poplité, sans que pour cela il y ait eu de chancres préliminaires.

Le *bubon* n'est donc pas un indice certain de syphilisation. A l'appui de cette opinion, je pourrais citer plusieurs observations prises dans les hôpitaux militaires et que j'ai conservées.

M. le professeur Ricord a fait de nombreuses expériences sur l'inoculation du pus provenant des *bubons*, et il est arrivé à ce résultat, que jamais le pus n'est inoculable, à moins qu'il n'y ait eu pour antécédent un chancre induré. Le diagnostic du bubon étant bien établi, quel sera le traitement à suivre?

Il faut, avant tout, je le crois, éviter la suppuration, qui amène, comme je l'ai vu presque toujours, des décollements plus ou moins considérables, à la suite desquels le malade est indéfiniment retenu au lit.

Plusieurs traitements ont été préconisés :

1° Les frictions avec la pommade mercurielle ;

2° La belladone mélangée à l'extrait thébaïque ;

3° La compression progressive jusqu'à parfaite réduction de la tumeur.

J'ai vu, dans les différents services auxquels j'ai été attaché, employer successivement ces moyens, mais, en définitive, la guérison s'est toujours longtemps fait attendre.

Le remède qui m'a paru amener le plus promptement une solution favorable, consiste dans l'application de la teinture d'iode.

Je ne citerai que trois des observations que j'ai prises, et j'ai eu maintes fois l'occasion de constater depuis encore l'efficacité du moyen que j'indique.

Ces observations ont été prises à trois époques différentes :

1° Alors que la tumeur avait été ouverte :

2° Quelques jours après l'invasion ;

3° Au début de la maladie.

OBSERVATION I.

Adénite inguinale droite suppurée. Décollement des bords de la plaie. Guérison.

Le nommé Dufouil, âgé de vingt-trois ans, brigadier au 17ᵉ régiment d'artillerie, est entré à l'hôpital le 12 novembre 1854. Cet homme est d'un tempérament lymphatique, il jouit habituellement d'une bonne santé et n'a jamais eu de maladies vénériennes.

A son arrivée au Val-de-Grâce, le

malade présentait un chancre à la base du gland, et un bubon très volumineux du côté droit. Le traitement prescrit dès l'abord fut le suivant : tisane amère, une pilule de proto-iodure de mercure par jour ; cautérisation du chancre avec le nitrate d'argent, cataplasmes sur la tumeur.

Le 10 novembre, à la visite du matin, une ponction était pratiquée, car la fluctuation était devenue très sensible. Continuation des cataplasmes émollients.

Mais; loin de se cicatriser, la plaie

présentait au bout de quelques jours un aspect peu favorable ; les bords étaient ulcérés, et la peau décollée dans une étendue de 6 centimètres au moins.

La coloration de la tumeur était celle que j'ai indiquée plus haut, c'est-à-dire violacée.

Le malade souffrait beaucoup et ne pouvait quitter son lit. J'appliqua alors la teinture d'iode, et je procédai de la manière suivante :

Chaque matin, frictions légères sur la tumeur avec la teinture d'iode, à

l'aide d'un pinceau ou d'un bourdon-
net de charpie.

Afin d'éviter la vésication, ce qui
est un point important du traitement,
j'appliquai sur le bubon un morceau
de linge fenêtré enduit de cérat, et
recouvert d'un plumasseau de charpie;
je plaçai sur le tout une petite com-
presse graduée, et je maintins cet ap-
pareil de pansement avec un bandage
spica simple. Au bout de huit jours
de ce traitement, l'amélioration était
très sensible.

Le malade souffrait déjà beaucoup

moins, et le décollement diminuait pour ainsi dire à vue d'œil. Enfin, après trois semaines d'application de la teinture d'iode, le malade a pu se lever. Il marchait, et n'attendait pour sortir de l'hôpital que la fin du traitement interne auquel il a été soumis.

OBSERVATION II.

Résorption du pus par la teinture d'iode.

Le nommé Huot (François), âgé de vingt-sept ans, voltigeur au 47ᵉ de ligne, est entré à l'hôpital le 17 décembre 1854.

Il avait, depuis quatre jours, un chancre assez étendu à la face interne du prépuce, et un bubon à l'aine gauche, dont le volume égalait à peu près celui d'un œuf de poule.

Le lendemain, à la visite, la fluctuation était manifeste, et la douleur à la pression si intense, qu'il semblait urgent de donner immédiatement issue au pus par la ponction de la tumeur.

Cette opération fut cependant

ajournée, et je commençai immédiatement l'application de la teinture
d'iode, d'après le mode indiqué plus
haut. Dès le troisième jour, la douleur avait disparu , et la fluctuation n'était plus perceptible que
dans un seul point. Quinze jours
de ce traitement ont suffi pour
amener la résorption complète du
bubon.

En étudiant avec soin chez ce malade les effets de la teinture d'iode,
voici ce que j'ai remarqué : Dès le
deuxième ou troisième jour, la sen=

sation de fluctuation causée par la présence du pus cesse d'être appréciable. La consistance de la tumeur devient semblable à celle d'une pâte molle, et chaque jour cette consistance augmente en même temps que. la douleur diminue.

La tumeur perd aussi de son volume ; enfin, vers le quatorzième ou quinzième jour, l'adénite disparaît entièrement.

OBSERVATION III.

Le nommé Tournel, âgé de vingt-sept ans, voltigeur au 88e de ligne, est entré à l'hôpital au mois de janvier 1855.

Il avait un chancre induré à la base du prépuce, et une adénite inguinale gauche. La tumeur était sensible à la pression, mais l'invasion de la maladie ne datant que de quatre jours, la fluctuation était peu manifeste. J'appliquai comme toujours la teinture d'iode suivant mon mode habituel, et, au bout de huit jours, la guérison était assez complète pour permettre la sortie du malade, si l'induration du chancre n'avait exigé un traitement antisyphilitique qu'il a dû suivre.

Ayant eu pendant plusieurs mois l'occasion de constater plus de cinquante fois l'influence heureuse de la teinture d'iode dans le traitement de l'adénite inguinale, il me serait facile de citer encore un grand nombre d'observations.

La remarque fondamentale pour moi a toujours été la coloration pathognomonique dont j'ai parlé au début, et qui me paraît être pour le praticien un indice certain de syphilisation.

En résumé, la teinture d'iode employée en frictions légères, et d'après les formules que je donnerai en terminant :

1° Empêche le développement de la tumeur, si elle est appliquée dès le début.

2° Elle remédie au décollement, et modifie heureusement la nature de la plaie dans les bubons ouverts déjà et dont les bords sont ulcérés.

3° Elle amène, dans un *bubon* qui n'a pas été ouvert encore, la résorption du pus déjà formé.

Il est important que la teinture d'iode soit appliquée très légèrement, car si l'irritation est trop forte, la végétation de la couche épidermique se trouve entravée, et au lieu d'une exfoliation plus rapide de l'épiderme, on arrive à la vésication, accident fâcheux qui oblige à renoncer à la méthode endermique et aux avantages qu'elle procure.

Voici les formules que j'ai employées depuis plus de huit ans, et dont j'ai toujours obtenu les meilleurs résultats.

FORMULES.

Pendant les quatre premiers jours :

Teinture d'iode ...... 30 gram.
Eau .... 90 gram.

Au bout de ce temps :

Teinture d'iode...... 45 gram.
Eau............... 45 gram.

Après le huitième jour et jusqu'à la disparition complète de la tumeur, on emploiera la teinture d'iode pure.

On se servira d'un pinceau de charpie, en ayant soin de faire de très légères frictions. S'il arrivait cependant que la peau fût excoriée, on arrêterait l'emploi de la teinture, et l'on appliquerait sur la plaie un peu d'huile d'amandes ou même de l'axonge.

FIN.

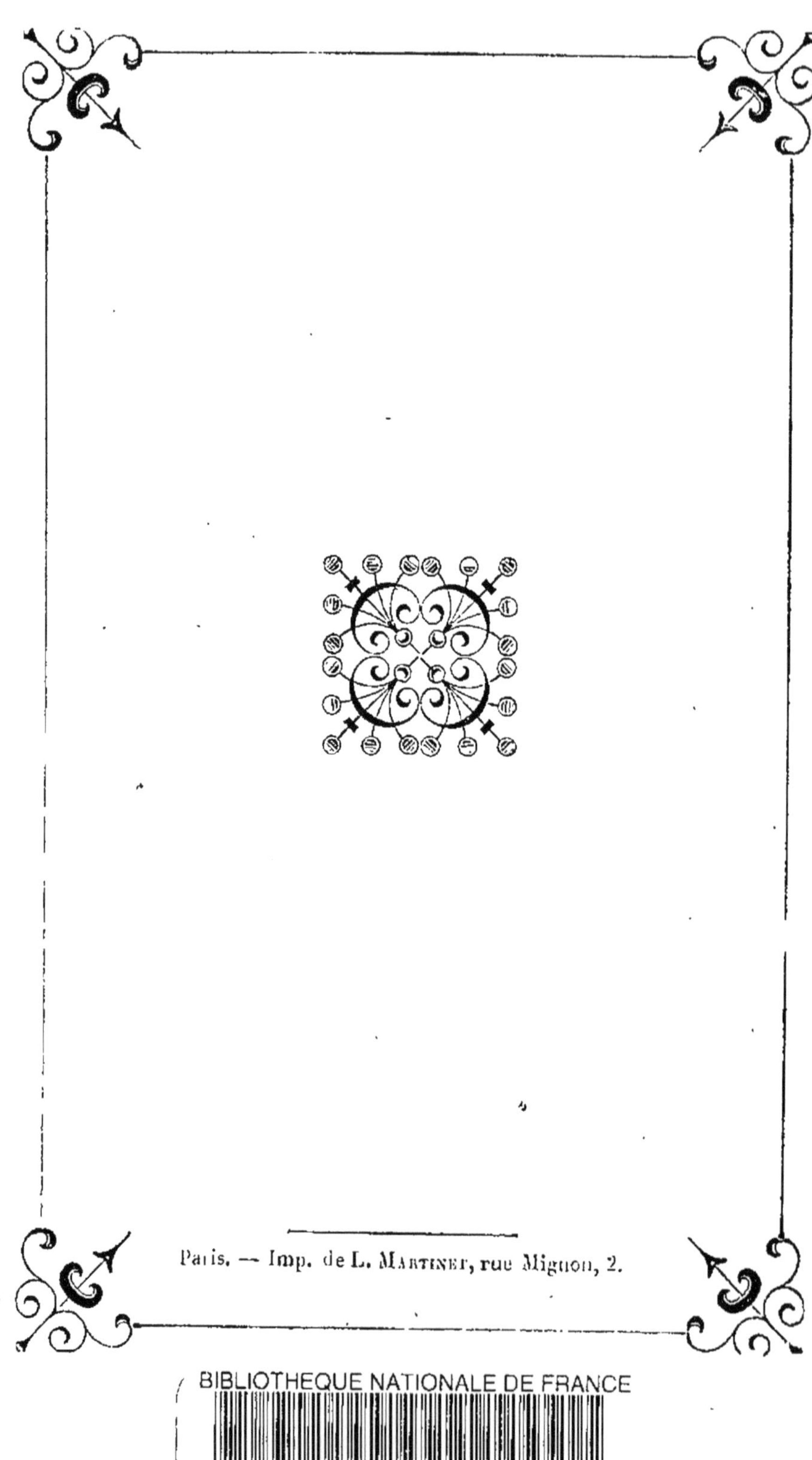

Paris. — Imp. de L. Martinet, rue Mignon, 2.